AF473449

PUBLICATIONS DE LA SOCIÉTÉ FRANÇAISE D'HYGIÈNE

HYGIÈNE & ÉDUCATION DE LA PREMIÈRE ENFANCE

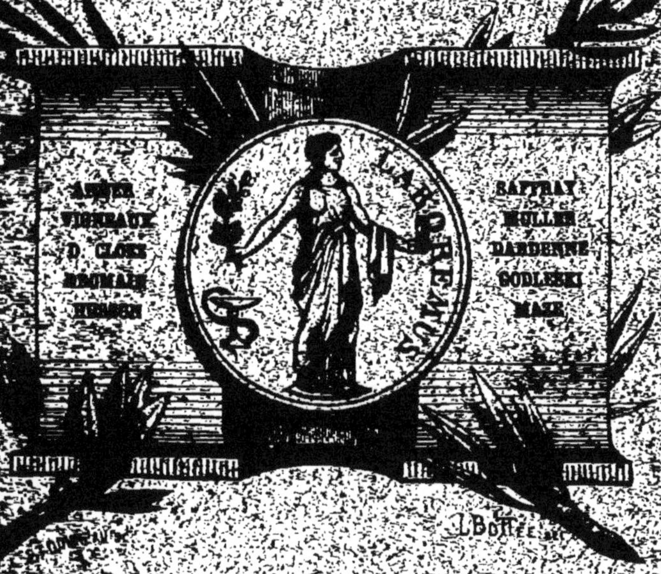

RÉDIGÉ PAR UNE COMMISSION DE LA SOCIÉTÉ
MM. R. BLACHE ✻, LADREIT DE LACHARRIÈRE O. ✻,
MENIÈRE (D'ANGERS) ✻, rapporteurs.

PARIS
HÔTEL DE LA SOCIÉTÉ D'ENCOURAGEMENT
44, RUE DE RENNES, 44
1879

BUREAU DE LA SOCIÉTÉ FRANÇAISE D'HYGIÈNE

(1879)

Président d'honneur : S. M. DON PEDRO II, Empereur du Brésil ;

Président honoraire : M. AL. CHEVALLIER ;

Président : M. MARIÉ-DAVY ;

Vice-Présidents : MM. MOUTARD-MARTIN, DURAND-FARDEL, BONNAFONT, MULLER ;

Secrétaires : MM. DE PIETRA SANTA, SAFFRAY, JOLTRAIN, MÉNIÈRE (d'Angers) ;

Membres du Conseil d'Administration :

MM. DURAND-CLAYE, PÉAN, LIMOUSIN, PASSANT, TOLLET, CALVO, MALLEZ, BROCHARD, LADREIT DE LACHARRIÈRE DOMERC (*Paris*)

MM. MAURIN, LECADRE, RAMPAL, NIVET, EVRARD, HOUZÉ DE L'AULNOIT, LEVIEUX, G. TRAPENARD, FARINA TOURASSE (*Province*)

Trésoriers : MM. TRÉHYOU et LEMAIRE.

HYGIÈNE ET ÉDUCATION

DE LA

PREMIÈRE ENFANCE

Concours de la Société française d'hygiène.

La Société française d'hygiène a mis au concours au mois de mars 1878, l'importante question de l'hygiène et de l'éducation de la première enfance.

Une Commission présidée par M. le Dr Moutard-Martin (de l'Académie de médecine), et composée de MM. Bacchi, Blache, Dal Piaz, Domerc, Dupouy, Dusseris, E. Gibert, R. P. Houlès, Ladreit de Lacharrière, Landur, Le Coin, Luys, Mattei, Ménière (d'Angers), Moreau, Passant, de Pietra Santa, R. Perrin, H. Roger, Verrier (de Villers), après avoir examiné les 53 mémoires envoyés au concours, a récompensé les DIX qui répondaient le mieux au programme.

Utilisant alors les précieux matériaux de ces remarquables mémoires, elle a confié à MM. R. Blache, Ladreit de Lacharrière et Ménière (d'Angers) le soin de rédiger la présente brochure qui devient ainsi l'œuvre de la Société française d'hygiène.

Lauréats du Concours (Août. 1878).

Médaille d'or : le Dr G. ANNER (de Brest).

1re *médaille d'argent* : le Dr SAFFRAY (de Paris).
2e *médaille d'argent* : le Dr A.-B. VIGNEAUX (de Bazas).
3e *médaille d'argent* : le Dr MULLER (d'Altkirch).

Médailles de bronze, ex æquo :

Le Dr DAMASE CLOEZ (à Séclin, Nord).
Le Dr L. DARDENNE (à Lacapelle-Marival, Lot).
Le Dr J.-E, DROMAIN (Paris).
Le Dr GODLESKI (Neuilly, Seine).
M. HUSSON, pharmacien à Toul (Meurthe-et-Moselle).
Le Dr G. MAZE, (Le Hâvre, Seine-Inférieure).

TABLE DES MATIÈRES.

HYGIÈNE ET ÉDUCATION

DE LA

PREMIÈRE ENFANCE

Les enfants sont l'avenir de la société et de la patrie, aussi doit-on considérer la manière de les élever comme une question vitale, de la plus haute importance, dont chacun doit se préoccuper, et qu'il est du devoir des médecins et des hygiénistes de vulgariser le plus possible.

Bien que la tendresse d'une mère, jointe à une certaine intuition, fasse souvent des prodiges au chevet d'un berceau, il arrive fréquemment que malgré l'affection et la sollicitude, dont la femme est seule capable pour son enfant, il surgisse devant elle un sérieux embarras ou seulement une pénible incertitude, sur la ligne de conduite qu'elle doit tenir vis-à-vis de son nouveau-né.

A côté de cette ignorance des principes d'hygiène infantile, nous voyons se dresser les vieux préjugés qui, sous prétexte d'expérience, se perpétuent de mères en filles dans certaines classes, et nous n'exagérons pas en disant que ces plaies des sociétés n'ont pas été moins meurtrières pour les enfants que les maladies spéciales à leur âge.

Nous allons donc nous efforcer de rédiger dans ce petit livre de la façon la plus brève, et cependant la plus précise, des préceptes d'hygiène pour l'éducation de la première enfance.

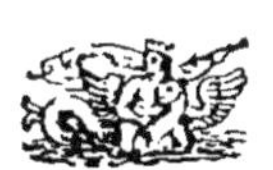

CHAPITRE I.

Conseils à la mère avant la naissance de l'enfant.

Avec la grossesse commence, pour la mère, une vie nouvelle, elle doit en apprendre les devoirs comme aussi en pressentir les joies. Il importe que dans cet état, elle se nourrisse aussi bien que le lui permet sa position, mais en adoptant un régime, pouvant être continué pendant toute la durée de l'allaitement. Les mets les plus chers sont loin d'être les meilleurs. Quelque simple que soit une nourriture, elle suffira, pourvu qu'on ait soin de la varier un peu. Il faut éviter surtout les excitants de toute sorte, épices, café, liqueurs, et ne prendre que très-peu de vin, cidre, bière ou autre boisson alcoolique. Une alimentation variée, dans laquelle la viande et les légumes auront une part suffisante ; tels sont les éléments d'un régime, fortifiant et substantiel, chez une femme qui fait un exercice régulier et en plein air.

Les vêtements d'une femme enceinte ne doivent gêner ni par leur poids ni par une compression dangereuse ; il faut que les seins, le ventre, les hanches soient libres d'entraves, pour assurer une heureuse issue à la crise que prépare lentement la nature.

Evitant aussi tous les exercices violents, elle se gardera bien de monter sur une chaise ou une échelle et surtout d'en sauter, de soulever ou de porter des fardeaux excessifs. La frayeur, la colère et les émotions vives sont aussi dangereuses, mais quant aux *envies* assez fréquentes pendant la grossesse, il faut être bien assuré que si on ne peut pas les contenter, l'enfant n'en portera pas la marque. Ce qui influe sur lui, c'est la santé des parents et de la mère surtout.

Si vers le sixième mois de la grossesse environ, on

vient à presser légèrement le mamelon, on voit sortir un peu de liquide presque incolore, c'est le précurseur du lait : le *colostrum*.

Un peu plus tard la mère doit se préparer à la fonction de l'allaitement, en ayant soin deux ou trois fois par jour de frictionner doucement le sein et le mamelon. Si celui-ci n'est pas assez développé, il faut avoir soin de l'étirer un peu chaque jour, ou d'y appliquer une ventouse en caoutchouc faite exprès; une succion douce vaudrait mieux, surtout si le colostrum tarde à se former. Ces préparations à la fonction de l'allaitement sont indispensables, surtout aux femmes qui craignent de ne pouvoir nourrir leur enfant à cause de la petitesse du sein ou de la forme du mamelon.

Nous ne saurions trop, en effet, engager les mères à nourrir leurs enfants, car l'envoi en nourrice et le biberon offrent bien des dangers.

Depuis quelques années un nouveau commerce s'est créé en France sous la dénomination d'industrie nourricière. C'est l'une des causes reconnues de la dépopulation de notre pays. Des tableaux statistiques ont été dressés et l'on est arrivé au résultat suivant: Limitée entre 5 et 10 pour cent pour les enfants de un jour à un an, nourris par leur mère, la mortalité s'élève jusqu'à 40 pour cent dans certains endroits pour les enfants envoyés en nourrice ; il est même des départements où elle atteint les chiffres de 50 et 70 pour cent. Ces résultats bien connus des médecins et des hygiénistes sont encore trop ignorés des familles.

CHAPITRE II.

Des différentes manières d'alimenter les enfants.

L'enfant qui vient de naître n'éprouve que deux besoins : téter et dormir ; il importe donc de régler au plus vite ces deux conditions.

Il est bien entendu qu'un enfant doit avant tout être nourri *de lait*, car le lait est pour lui un aliment naturel et complet, c'est-à-dire, contenant tous les éléments nécessaires à l'entretien et à l'accroissement des organes dont se compose le corps de l'enfant.

Les différentes méthodes d'allaitement des enfants seront étudiées ici avec leurs avantages et leurs inconvénients dans l'ordre suivant :

1° Allaitement au sein de la mère exclusivement ;

2° Allaitement au sein d'une nourrice exclusivement ;

3° Allaitement au biberon seul (allaitement artificiel) ;

4° Allaitement au sein et au biberon (allaitement mixte);

5° Allaitement au pis d'un animal, en général d'une chèvre.

§ I. — ALLAITEMENT AU SEIN DE LA MÈRE EXCLUSIVEMENT.

Posons d'abord comme principe fondamental, que l'*allaitement maternel exclusif* constitue la meilleure méthode pour élever un enfant, qu'il est le seul véritablement bon, le seul vraiment et sûrement profitable à l'enfant. La mère doit nourrir son enfant, la nature et la raison le lui commandent. Le lait maternel constitue pour le nourrisson le meilleur aliment qu'il puisse prendre ; aucun autre ne saurait lui être comparé. Le sein de la nourrice la plus recommandable ne vaut jamais en principe celui de la mère. D'ailleurs si l'allaitement maternel est le seul réellement profitable à l'enfant, il ne l'est pas moins à la mère au point de vue de sa propre santé. La grossesse, les couches, la lactation, doivent être considérées comme les anneaux d'une même chaîne, que la mère ne peut rompre sans préjudice pour elle-même. L'expérience de tous les jours confirmée par les médecins, établit en effet que la femme qui ne nourrit pas se trouve exposée à une série de petits accidents, souvent même de troubles et de maladies graves. Ce n'est pas à dire que celle qui nourrit échappe constamment à ces accidents, mais il est incontestable que les probabilités pour le prompt rétablissement et ensuite pour le maintien de la santé, sont en faveur de la mère, nourrice de son enfant. — Sans doute nous convenons que l'allaitement est une fonction sérieuse, quelquefois pénible et toujours assujettissante, mais à côté de ses peines et de ses misères la mère qui nourrit a ses jouissances et ses compensations. C'est au sein maternel que se font les plus beaux enfants. Au moment de la naissance de l'enfant, tout chez la mère se trouve merveilleusement disposé pour la rendre apte à remplir l'importante fonction de nourrice. Dans les premiers jours qui suivent l'accouchement, le lait sécrété par les mamelles et qui remplace le colostrum est clair et peu abondant, il conserve encore les qualités spéciales de cette première sécrétion, dont l'utilité est incontestable pour aider le nouveau né à évacuer son *meconium* ou première matière fécale. On évite ainsi l'usage inutile, et plus souvent nuisible, des sirops de chicorée, ou de fleurs de pêcher, etc., que les matrones se croient obligées d'administrer aux enfants. — Ce n'est qu'au bout de huit ou dix jours que paraît le véritable lait. Il y a donc là une gradation dans la valeur nutritive du lait et dans sa quantité, qui est admirablement appropriée à l'état transitoire des organes.

Tout en préconisant l'allaitement maternel, nous n'entendons pas cependant le déclarer obligatoire. Loin de nous cette pensée, mais nous estimons qu'en dehors de l'absence de lait ou d'un état de santé antérieur, incompatible avec l'allaitement, la femme ne doit renoncer à cette fonction que par le fait d'une raison majeure affirmée par le médecin. En dehors de certaines conditions sociales de la mère, s'opposant absolument à ce qu'elle nourrisse, c'est moins une apparence de force extérieure, c'est moins une santé robuste que l'on doit exiger d'elle, qu'une *grande bonne volonté.*

Que l'enfant soit nourri par sa mère ou par une étrangère, certaines conditions doivent être remplies pour que l'allaitement au sein produise un bon résultat. Établissons donc les principales règles de l'hygiène concernant l'élevage au sein.

1. Présenter l'enfant au sein de sa mère deux ou trois heures après la délivrance, et si l'on est obligé d'attendre une nourrice, ne donner que la plus petite quantité possible d'eau sucrée à la cuiller.

II. Si l'enfant ne peut pas téter, il faut s'assurer de l'état de la langue ; à ce sujet règne un préjugé assez répandu qui consiste à dire que l'enfant a *le filet.* Le fait peut être vrai et un coup de ciseau donné par le médecin rétablit bien vite les choses en leur état ; mais en réalité ce petit vice de conformation est bien moins fréquent que les matrones ne le pensent.

III. La position assise, le dos bien appuyé, est la plus facile pour donner le sein, mais pendant les premiers jours qui suivent l'accouchement, la mère qui nourrit doit se contenter de se mettre avec précaution sur le côté pour donner à téter.

IV. La régularisation des tétées de l'enfant est un des points essentiels de la question d'allaitement et c'est dès le début qu'il importe de régler le moment et la durée des repas. Un nouveau-né ne doit téter que toutes LES DEUX HEURES pendant le jour et seulement toutes les trois ou quatre heures pendant la nuit ; ce qui fait huit à dix tétées par vingt-quatre heures. La durée de chaque tétée ne doit pas dépasser dix à douze minutes. Une bonne précaution à prendre pour éviter les crevasses, c'est d'essuyer avec soin le bout du mamelon avec un linge de toile, propre et fin, immédiatement après chaque tétée.

V. Il est avantageux autant pour le bien-être de l'enfant que pour celui de la mère qui nourrit, d'habituer de bonne heure l'enfant à peu téter la nuit. C'est vers l'âge de six semaines ou deux mois qu'il faut tenter cette épreuve en le laissant prendre une bonne tétée vers dix heures du soir environ, pour ne le représenter de nouveau au sein que le lendemain matin (vers six heures).

VI. Ce n'est que du sixième au septième mois ou après l'apparition de la première dent, que l'on peut commencer l'usage d'un aliment autre que le lait, car, à ce moment, l'estomac de l'enfant est suffisamment préparé pour permettre de donner « *une petite soupe.* » Les bouillies à l'arrow-root, au sagou, au tapioca, à la biscotte, à la farine d'avoine et préférablement à la *farine de froment* légèrement torréfiée ou séchée au four, peuvent être données une fois par jour concurremment avec le lait de la mère ou de la nourrice. Mais le mieux est de commencer par la simple panade à l'eau faite avec du pain légèrement grillé, qu'on fait cuire longtemps sur un feu doux avec un peu de sucre et de sel et qu'on fait passer ensuite au gros tamis. Il faut avoir soin de donner ces petites panades, d'abord en très-minime quantité et tous les jours à la même heure, en espaçant ce petit repas de deux heures après une tétée, et se gardant bien de mettre l'enfant au sein après cela sous prétexte de le faire boire. Il est préférable, pour calmer sa soif, de donner un peu d'eau pure ou d'eau sucrée, ou bien même un peu d'eau très-légèrement rougie. Au bout de quelques jours si cette panade a été bien acceptée, on commence les bouillies ou même les potages légers, d'abord avec du bouillon coupé bien dégraissé, ou mieux avec du bouillon de poule associé au tapioca ou à d'autres féculents.

Certains enfants n'acceptent pas les potages au lait, et prennent plus volontiers le bouillon ; en tous cas, pendant les premiers temps une soupe par jour suffit amplement : ce n'est que vers neuf ou dix mois qu'on donne deux soupes par jour.

Il est prudent de s'abstenir de compositions diverses

que le commerce recommande pour remplacer le lait et surtout le bouillon.

C'est une très-grave erreur de nourrir trop tôt les enfants. On ne gagne rien à vouloir forcer la nature. Vers le huitième ou dixième mois on peut donner des œufs frais peu cuits, soit à la coque, soit délayés dans une panade ou un tapioca au bouillon, et on arrive ainsi graduellement au moment du sevrage dont nous parlerons plus loin.

§ 2. ALLAITEMENT EXCLUSIVEMENT AU SEIN PAR UNE NOURRICE ÉTRANGÈRE.

Si le lait maternel ne peut être administré à l'enfant, il s'agit de le remplacer par un lait étranger dans les meilleures conditions possibles. De même que nous avons établi la nécessité de toujours prendre l'avis du médecin pour décider la question si grave de la possibilité ou de l'impossibilité de l'allaitement maternel ; de même le médecin doit encore intervenir dans le choix de la nourrice. Ce choix n'est point chose aisée, et trop de précipitation peut conduire à des résultats désastreux.

L'allaitement par une nourrice peut se faire à la maison (nourrice sur lieu) sous les yeux de la mère, ce qui est bien préférable lorsque la chose est possible, ou bien chez la nourrice loin de toute surveillance, mais à la campagne, ce qui constitue une circonstance atténuante.

Etablissons avant tout les conditions que doit remplir une bonne nourrice. 1° Etre âgée de 20 à 32 ans. 2° Etre accouchée depuis deux mois au moins, sept ou huit mois au plus. 3° Ne porter aucune tache ni cicatrice au cou, sous les bras, dans la tête ni aux doigts près des ongles. 4° Avoir les seins bien conformés, sans cicatrice, les bouts suffisamment saillants et plutôt gros que petits. 5° Avoir les gencives roses, les dents saines, bien régulières et bien rangées. 6° Avoir les épaules larges, le système musculaire développé. 7° Ne pas avoir ses règles. 8° Ne pas être enceinte. 9° Avoir un caractère égal et des mœurs irréprochables, une physionomie ouverte et agréable. 10° Avoir déjà nourri, c'est-à-dire être à son second ou troisième enfant, ou tout au moins avoir l'habitude des enfants. 11° Etre d'une propreté extrême sur elle et sur son enfant. 12° Faire constater *de visu* l'état florissant de la santé de son propre enfant.

Il va sans dire que la plupart de ces conditions sont exigibles pour la mère qui veut nourrir son enfant.

Si on a la nourrice à la maison, il faut, autant que possible, lui donner la nourriture qu'elle a l'habitude de prendre : son régime doit être mixte, c'est-à-dire composé de viande et de légumes; elle doit boire de l'eau rougie, car l'usage excessif de vin, et surtout d'alcool, peut donner des convulsions à l'enfant.

L'alimentation doit être conduite de telle sorte que les évacuations soient régulières et faciles. La femme qui nourrit entretient son enfant aux dépens d'elle-même, il lui faut donc regagner ce qu'elle perd. Aussi un genre de vie bien réglé, sans fatigue excessive, ni veille prolongée, est-il très-nécessaire. Il est enfin prudent d'éviter les émotions trop vives dont l'effet réagit fâcheusement sur la santé de l'enfant.

La nourrice doit suivre pour son nourrisson les mêmes règles énoncées plus haut pour l'allaitement par la mère, espaçant de deux heures chaque tétée et se gardant bien, pour calmer les cris ou la faim de l'enfant, de mettre entre ses lèvres des suçons de liége ou d'éponge vulgairement appelés *nouets*. Elle se persuadera qu'on ne gagne rien à vouloir nourrir trop tôt les enfants; tous les médecins sont d'accord pour recommander de ne jamais donner ni bouillie ni panade pendant les cinq ou six premiers mois. Les féculents et les bouillons n'ont pas du tout la vertu de diminuer les tranchées des petits enfants; d'autre part les vomissements et la diarrhée verte, ces deux symptômes si fréquents des maladies de la première enfance, ne reconnaissent d'autre cause que l'alimentation prématurée, ou l'excès de nourriture. Il ne s'agit pas de donner beaucoup à boire et à manger à son nourrisson, cette manière d'agir conduit à des résultats opposés à ceux que l'on recherche. Dans son impatience de donner des forces à l'enfant, de le faire croître plus rapidement et de le rendre plus beau, la nourrice le fait manger sans qu'il ait des dents; elle lui présente des aliments que son intestin ne peut digérer et, loin de prospérer, l'enfant tombe malade et dépérit.

§ 3. ALLAITEMENT AU BIBERON SEUL DIT ALLAITEMENT ARTIFICIEL.

L'allaitement artificiel ou au biberon seul, exige pour réussir, beaucoup de patience et de minutieuses précautions. Il est des circonstances où ce moyen d'élever l'enfant s'impose d'une façon absolue; une mère seule est capable de trouver dans son dévouement la persévérance nécessaire pour réussir dans cette tâche si délicate et si pleine de rebutantes difficultés. Malgré la meilleure volonté, malgré le concours des circonstances les plus favorables, l'allaitement artificiel n'échoue malheureusement que trop souvent. Si cependant cette méthode réussit mieux à la campagne qu'à la ville, cela tient non-seulement à la constitution plus robuste des sujets, à l'activité plus grande des fonctions respiratoires au grand air, mais surtout à la qualité du lait de vache dont on se sert de préférence pour l'allaitement artificiel et qu'on trouve à peu près partout à un prix modique. On peut faire usage de lait d'ânesse ou de hèvre, mais l'expérience a démontré que de tous les animaux, c'est la vache qui fournit le lait qui, par sa composition, se rapproche le plus de celui de la femme. En effet, pour une proportion égale des éléments constitutifs du lait (caséine et beurre) le lait de vache contient moins d'eau et moins de sucre de lait. C'est donc une sorte de lait de femme plus concentré et moins sucré. Il va sans dire que le lait de vache employé doit provenir, autant que faire se pourra, de la même vache, et être donné à l'enfant dans toute sa fraîcheur. Si ces conditions ne sont pas toujours réalisables à la ville, l'essentiel c'est de s'en rapprocher le plus possible. Tenter d'élever un enfant uniquement au biberon à Paris, c'est le vouer à une mort presque certaine et, comme l'écrivait un médecin dans un mouvement de généreuse indignation : « Tolérer le biberon à Paris c'est absoudre l'infanticide. »

Pendant les chaleurs de l'été il faudra faire bouillir le lait pour l'empêcher d'aigrir, en toute autre circonstance *le lait ne doit pas avoir bouilli*, il suffit de le faire chauffer au bain-marie.

Le lait s'administre à l'aide du biberon, de la timbale (élevage au petit pot) ou à la cuiller ; ces deux dernières méthodes sont les plus défavorables. La proportion d'eau qu'on ajoute à ce lait doit décroître à mesure que l'enfant avance en âge. Pendant les trois ou quatre premières semaines on donnera le lait non écrémé avec deux tiers d'eau. Les deux mois suivants (2e et 3e), le lait et l'eau seront à parties égales. A partir du quatrième mois, on n'ajoute plus au lait qu'un quart d'eau. Enfin, vers le sixième mois, on finit par donner le lait pur ou presque pur.

La journée du nourrisson est de 12 heures. Elle commence de 7 à 8 heures du matin suivant la saison. On lui donnera le biberon toutes les deux heures. Le mélange de lait et d'eau se fera au fur et à mesure du besoin. On y ajoute un peu de sucre, et mieux de sucre de lait; cette boisson doit être tiède, ce dont la mère s'assure en aspirant la première gorgée de liquide. On l'obtient en versant du lait froid dans un peu d'eau chaude sucrée, jusqu'à une température sensiblement égale à celle du lait de femme, 37° environ.

BIBERON.

Pour présenter le lait à l'enfant, on se sert généralement d'un instrument appelé biberon. Il en existe une grande variété dans le commerce. De tous les biberons, le meilleur, ou pour mieux dire le moins mauvais, est encore le plus simple et le plus facile à tenir propre. Il faut rejeter d'une façon absolue ceux dans la composition desquels le caoutchouc entre pour une part si minime qu'elle soit. Les systèmes à embouts ou à tubes en caoutchouc offrent de sérieux inconvénients:

1° Ils exposent l'enfant à être gravement incommodé par les éléments qui entrent dans la composition de certains caoutchoucs vulcanisés;

2° Ils sont très-difficiles à nettoyer, ce qui constitue un inconvénient grave, car, faute de soins, le lait des biberons s'aigrit très-facilement.

3° Ils ralentissent la surveillance de la mère en lui permettant de placer le biberon dans le berceau à côté de l'enfant, qui passe alors sa journée à téter, même très-souvent à vide.

Si l'enfant n'absorbe point dans un repas tout le contenu du biberon, il faut jeter ce qui reste, et au repas suivant recharger le biberon. Il faut que la mère tienne elle-même le biberon, et qu'elle mette à cette opération le même zèle que si elle donnait le sein à son enfant.

Dès que le biberon cessera d'être employé, on en démontera toutes les pièces, et après les avoir soigneusement nettoyées avec une brosse, exclusivement réservée à cet usage, on les maintiendra plongées dans l'eau pure, fréquemment renouvelée.

La mère pourra augmenter la proportion de lait et diminuer celle de l'eau, lorsque pendant plusieurs jours de suite son nourrisson aura épuisé le contenu de son biberon jusqu'à la dernière goutte. Vers le sixième mois, on peut donner le lait presque pur à raison de 800 à 1,000 gr. par jour. Le lait de chèvre étant plus nourrissant et plus tonique que le lait de vache, exige, pour être facilement supporté, l'addition d'une plus grande quantité d'eau.

Signalons aussi la difficulté de bien proportionner les qualités nutritives du lait d'après l'âge de l'enfant; l'inégalité de la température du liquide pendant la durée des repas, quels que soient les soins employés; enfin, les efforts irréguliers que doit produire l'enfant pour faire monter le liquide à ses lèvres : ajoutons enfin qu'il est bien difficile d'avoir l'assurance que le lait n'est pas falsifié.

§ 4. ALLAITEMENT MIXTE PAR LE SEIN ET LE BIBERON.

Ce mode d'allaitement comprend le lait de la mère ou celui de la nourrice, administré concurremment avec le biberon.

Cette méthode, très-répandue pour des causes multiples que nous signalerons plus loin, peut donner d'excellents résultats lorsqu'elle est intelligemment et équitablement employée, c'est-à-dire alors qu'on alterne dans des proportions égales le lait de femme et le lait de vache.

Lorsqu'on est obligé d'avoir recours à l'allaitement mixte, il faut le commencer le plutôt possible, car autrement l'enfant habitué au sein prendrait difficilement le biberon.

Les femmes dont la santé est faible ou délicate, ont parfois trop peu de lait pour mener à bien la nourriture de leur enfant, d'autres ont les bouts de sein mal conformés, ce qui fatigue et ne tarderait pas à dégoûter leur nourrisson si le biberon ne leur venait en aide.

Enfin, il est aussi certaines conditions sociales où la mère, appelée par son travail, restant tout le jour éloignée de chez elle, est bien obligée de faire donner le biberon à son enfant. Mais pour les femmes qui travaillent dans les fabriques ou les ateliers, elles s'adresseront de préférence aux Crèches, ces précieux établissements de charité, où moyennant une faible rétribution, la mère peut, en sûreté, déposer son enfant, qu'on nourrit de bon lait pendant son absence et auquel, si elle a un moment de disponible, elle peut dans la journée venir donner le sein.

Pour certains enfants voraces auxquels le sein d'une nourrice moyenne ne suffit pas, l'adjonction d'un biberon, matin et soir, sera très-avantageux. Mais si, sous prétexte d'allaitement mixte, l'enfant n'est présenté au sein de la mère que pour la forme (car il n'y trouve rien, ou presque rien) et si aussitôt après cette fausse tétée, on est obligé de lui donner un biberon entier, dans ce cas, il faut redouter les conséquences de ce mode d'alimentation qui offre les mêmes dangers que l'usage exclusif du biberon. En résumé, dans l'allaitement mixte le biberon ne doit être que l'auxiliaire du sein maternel, et si on ne peut alterner régulièrement une tétée au sein et au biberon, ce qui serait la meilleure méthode, on fera en sorte que le nombre des tétées ne soit pas inférieur à celui des biberons, d'après les instructions établies au chapitre précédent.

§ 5. L'ALLAITEMENT PAR LA FEMELLE D'UN ANIMAL (CHÈVRE).

Il est enfin un genre d'allaitement qui compte de nombreux partisans, c'est l'allaitement par la chèvre qui, de toutes les femelles des animaux, est celle qui s'y prête le mieux.

Le prix, relativement modique, auquel revient cette manière d'élever l'enfant, n'est pas le seul avantage que présente cette méthode, mais la nécessité où l'on est, dans certains cas, d'administrer à un enfant malade des substances médicamenteuses destinées à modifier un état maladif constitutionnel, en fait parfois une nécessité.

S'il est à peu près impossible d'avoir une chèvre laitière dans le centre des grandes villes, il n'en est pas de même à la campagne ou même dans la banlieue. Dans le cas où cette méthode d'allaitement est acceptée par le médecin de la famille, nous recommandons d'employer les mêmes règles pour la régularité des tétées. Toutes les deux heures environ, on amène la chèvre dans la chambre de l'enfant, on couche l'animal sur un tapis épais, puis on place l'enfant sur son petit oreiller, le long du ventre de la chèvre en lui mettant le pis dans la bouche.

La plus grande propreté est nécessaire et on lave le pis de la bête à l'eau tiède avant chaque tétée. Dès que l'enfant a pris la quantité de lait qui lui est nécessaire, on reconduit la chèvre à son étable ou bien on la mène brouter de l'herbe en petite quantité. Cette nourrice a besoin d'une nourriture appropriée et doit prendre l'air chaque jour.

Le jardin d'Acclimatation de Paris s'est occupé de rechercher les espèces de chèvres, les meilleures laitières et les plus propres à alimenter les enfants. Il a mis en évidence les bonnes qualités de la chèvre du Mont-Dore, il a introduit un grand nombre de chèvres de la Haute-Egypte, peu jolies à l'œil, mais qui donnent beaucoup de lait de très-bonne qualité. Une des dernières introductions a été la chèvre du Toggenburg (Suisse). Chaque année l'administration en fait venir un assez grand nombre, qu'elle vend couramment de 60 à 100 fr.

Les qualités du lait de la chèvre se ressentent évidemment de l'alimentation qu'on lui donne. Il faut proscrire les racines en général qui provoquent un goût âcre. La ca-

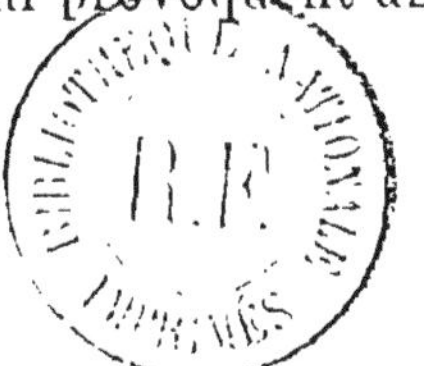

rotte est cependant un aliment excellent qui doit constituer, avec la luzerne sèche et les tourteaux de maïs, le fond de la nourriture des chèvres laitières ; la nourriture verte et fraiche demande à être bien choisie et judicieusement employée pour ne pas altérer les qualités du lait.

CHAPITRE III.

Contrôle de la santé des enfants. Pesées.

Les signes principaux d'une bonne santé chez l'enfant sont les suivants : Chairs fermes, peau colorée, sommeil tranquille, appétit uniforme, vivacité dans les mouvements, éclat des yeux, urines abondantes, claires, presque sans odeur, selles bien liées, de couleur jaune, ayant l'apparence d'œufs brouillés peu cuits sans grumeaux, sans viscosités et sans mauvaise odeur. Mais le meilleur moyen de se rendre compte de la santé des enfants, est de faire usage des pesées successives et régulières, car les yeux peuvent se faire illusion, les apparences de santé être trompeuses ; l'enfant ne parle pas, mais la balance parle, et elle dira si le nouveau-né profite, reste stationnaire, ou dépérit.

Malgré le préjugé absurde qui attribue à la pesée une influence fâcheuse, nous engageons les mères à user de ce procédé très-simple pour contrôler la croissance de leur nourrisson.

Voici les données qui leur serviront de guide. Le poids moyen d'un enfant à sa naissance est de 3 kil. 500. Pendant les trois ou quatre premiers jours, le nouveau-né perd de son poids initial, puis à sept jours il revient au poids de sa naissance. Jusqu'à cinq mois, il augmente de 15 à 35 grammes par jour. A ce moment le poids initial doit avoir doublé.

A partir de cet âge, il n'augmente plus en moyenne que

de 10 à 15 grammes par jour. A 16 ou 18 mois, le poids de l'enfant est le double de ce qu'il était à cinq mois.

Dans le cas où les pesées présenteraient un écart trop grand de ces chiffres moyens, il faudrait prévenir le médecin.

Ces pesées doivent être faites tous les huit jours pendant les cinq premiers mois, puis tous les quinze jours et enfin tous les mois. Il n'est pas nécessaire d'avoir un appareil spécial ; on pèse avec ce que l'on a ; une grande balance d'épicier, par exemple ; sur un plateau on met un panier ou une planchette où reposera l'enfant emmaillotté ; puis après la pesée on change les linges du nouveau-né ; on pèse ces vêtements dans le panier ou sur la planchette, et on a ainsi par la différence des pesées le poids exact du corps.

C'est aussi à l'aide de la balance qu'on peut s'assurer qu'une nourrice a suffisamment de lait pour faire prospérer son enfant. Pendant les cinq premiers jours, la quantité de lait absorbée par l'enfant à chaque tétée monte progressivement de 5 à 50 grammes. A partir de la première semaine jusqu'au quatrième mois, le poids moyen est de 60 à 80 grammes. Du cinquième au neuvième mois il est de 100 à 130 grammes. L'enfant prend donc par 24 heures dans ses huit à dix tétées, de 500 à 800 grammes de lait pendant cinq mois, puis de 1,000 à 1,200 grammes les mois suivants. C'est là un moyen de contrôler la quantité de lait que peut donner une nourrice à chaque tétée.

Pour que les pesées soient concluantes, il faut les faire le matin au moment où l'on change l'enfant, après qu'il a uriné et évacué ses matières fécales et avant qu'il tette. D'ailleurs ce n'est pas le poids actuel de l'enfant qui doit être pris en considération, mais bien la série des poids pris successivement, qui représente d'une façon exacte et uniforme son accroissement et partant l'état satisfaisant de sa santé.

CHAPITRE IV.

Le Sevrage.

Le sevrage est toujours une chose délicate, même pour les enfants qui sont dans les meilleures conditions. La fixation de l'âge opportun pour sevrer, varie beaucoup selon les habitudes nationales ou locales. Il est des enfants qu'on peut sevrer à un an, et même avant, tandis que pour d'autres il faut attendre dix-huit mois. Les causes de ces différences sont de trois ordres : es unes dépendent de la mère ou de la nourrice, les secondes de l'enfant, les dernières des conditions dans lesquelles doit s'opérer le sevrage.

Règle generale, il faut attendre qu'un enfant ait douze dents pour le sevrer ; mais quand la mère commence à s'épuiser et que le nourrisson possède les huit premières dents, on peut à la rigueur le sevrer ; la poussée des quatre premières grosses dents ne se faisant que plus tard, il a alors de dix mois à un an. Si rien ne s'y oppose, le moment le plus convenable pour le sevrage est entre l'apparition des grosses dents et des canines ou dents de l'œil ; ces dernières n'apparaissent que du dix-huitième au vingtième mois. Entre ces deux dernières poussées de dents, l'enfant reste dans un repos à peu près complet vraiment favorable au sevrage.

La poussée des dents étant parfois aussi irrégulière, que sont variables les conditions de santé maternelle ou autres circonstances imprévues, on comprend que nous ne pouvons établir rien de rigoureusement absolu. Il est néanmoins une autre règle qu'il est bon de ne pas oublier, c'est qu'un enfant ne doit pas être sevré quand il a un nombre impair de dents, et voici pourquoi : les dents poussent par groupe de deux et produisent souvent des troubles du côté de l'estomac et du ventre ; s'il y a un nombre impair de dents on peut craindre, en donnant une nourriture nouvelle, d'aggraver des dérangements occasionnés par l'apparition d'une dent retardataire.

D'ailleurs un enfant doit toujours être bien portant quand on commence à le sevrer. Le printemps et l'hiver sont les meilleures saisons quand on peut les choisir.

Le sevrage graduel et lent est préférable à celui qu'on opère brusquement, c'est-à-dire dans les vingt-quatre heures.

Pendant les cinq ou six mois qui suivent le sevrage, on ne doit donner, autant que possible, que des soupes au lait et des soupes grasses, des œufs frais, quelques bouillies ; le bouillon gras ne convient pas aux enfants qui ont la diarrhée. La nourriture complète, viande et légumes variés, ne convient que lorsque la première dentition est terminée, c'est à dire que les vingt dents sont poussées.

Beaucoup de lait, beaucoup de soupe, plus de sel que de sucre, très-peu de vin, telle est la base de la nourriture des enfants nouvellement sevrés.

CHAPITRE V.

Dentition.

Comme nous venons de le voir plus haut, les questions d'alimentation et de sevrage sont si intimement liées à l'évolution des dents de l'enfant, que nous devons dire ici quelques mots de la dentition.

Voici comment les choses se passent dans les conditions normales : Vers le cinquième mois, le bord des gencives commence à se gonfler, à s'élargir, et la salive devient plus abondante. A la fin du septième mois, l'enfant est agité dans son sommeil, pâlit, semble triste : les gencives sont rouges et gonflées, il y porte fréquemment les mains ; il survient parfois une légère diarrhée.

Au bout d'une ou deux semaines, on voit *percer*, à quelques jours d'intervalle, les deux premières dents. L'ensemble de ces symptômes se renouvelle à chaque période de la première dentition, qui s'accomplit le plus souvent dans l'ordre suivant : du septième au huitième mois apparaissent, à quelques jours d'intervalle, les deux *incisives* médianes inférieures ; six semaines ou deux mois après, à intervalle de huit à quinze jours, les deux incisives médianes supérieures. De dix à douze mois, sortent à chaque mâchoire, de chaque côté des dents déjà poussées, une autre dent incisive, de sorte que celles-ci sont au nombre de huit, c'est-à-dire au complet. De douze à quatorze mois, sortent, dans le même ordre, en haut et en bas, quatre *petites molaires*, laissant un espace vide à côté des incisives.

L'enfant a donc douze dents. Après un repos d'environ quatre mois, c'est-à-dire de dix-sept à vingt mois, deux *canines*, à chaque mâchoire, viennent combler le petit espace resté vide. Enfin, de vingt à vingt-quatre mois et souvent un peu plus tard, à chaque mâchoire, deux autres *molaires* qui complètent la série de vingt dents dont se compose la première dentition.

Dans les cas ordinaires, l'enfant ne réclame pendant la dentition que la stricte observance du régime, le grand air, des bains, un hochet mou (racine de guimauve) pour presser sur ses gencives. Il est entendu qu'on ne donnera aucun remède sans l'avis du médecin ; surtout pas de sirop de pavot ou autre narcotique, sous prétexte de le calmer.

CHAPITRE VI.

Vêtements.

Le vêtement doit protéger l'enfant contre le froid, mais éviter qu'il puisse entraver la liberté de ses mouvements, il doit donc réaliser les quatre conditions suivantes : être souple, léger, assez ample et suffisamment chaud.

Il faut renoncer au maillot usité autrefois, qui maintenait les bras de l'enfant contre le corps dans un état de constriction et d'immobilité absolu. Un semblable vêtement est un obstacle au développement de l'enfant, il ne peut être que nuisible pour sa santé.

On est peut-être tombé dans un excès opposé en adoptant la méthode anglaise de vêtir les enfants. Si elle n'a pas, en effet, les mêmes inconvénients, elle ne saurait être exempte de tout reproche.

En Angleterre, on met dès sa naissance à l'enfant, de petites robes qui lui laissent les jambes libres et à l'air, l'enfant est exposé à se refroidir et à toutes les indispositions qui peuvent en être la conséquence. Pour éviter ces inconvénients, il faut le maintenir dans une maison bien chauffée et ce ne sont pas les conditions les meilleures pour lui donner la force et l'énergie. Il faut donc éviter les extrêmes, et ce n'est ni l'une ni l'autre de ces méthodes qu'on devra préférer. Voici quelles sont les parties du vêtement qui nous semblent nécessaires :

1° Une bande circulaire en toile ou en flanelle maintenant une compresse de toile pliée en plusieurs doubles et appliquée sur le nombril qui, jusqu'à l'époque de sa chute, sera pansé avec le plus grand soin. Le cordon sera incliné du côté gauche.

2° Une chemise de toile, à col, à coulisse, ne dépassant pas le bas du ventre, et à manches descendant jusqu'aux poignets ;

3° Une couche, pièce de toile ou de coton carrée ou triangulaire qui enveloppera les reins, le bas du corps ainsi que les jambes qui seront soigneusement isolées. Si la couche est triangulaire, la troisième pointe, relevée entre les jambes, sera rattachée en avant avec les deux autres, au moyen d'une épingle anglaise ;

4° Deux petites brassières en laine s'attachant par derrière, et dont les manches couvriront les mains ;

5° Un lange de laine, de forme carrée. Il enveloppera l'enfant en le prenant sous les bras sans aller jusqu'aux aisselles, ceux-ci restant au dehors. Il sera suffisamment serré pour que l'enfant puisse être saisi et maintenu, mais pas assez pour apporter la moindre gêne à sa respiration. Il sera replié sur les jambes et attaché par derrière, mais il ne mettra aucun obstacle au libre mouvement des jambes de l'enfant.

6° Sur la tête, un simple bonnet de toile. Tel est, dans son ensemble, le vêtement de l'enfant jusqu'à deux mois.

Vers cette époque on lui fera subir les modifications suivantes :

1° La chemise sera plus longue ;

2° L'enfant portera des bas de laine montant jusqu'aux genoux, aux pieds des chaussons de laine tricotés ;

3° La couche prendra la forme triangulaire du fichu, et la pointe sera relevée entre les jambes et fixée sur le ventre ;

4° Un petit caleçon en coton ou en laine, de même forme que la couche, sera appliqué de la même manière. Il sera ajusté avec quelques boutons et prendra ainsi la forme d'un petit pantalon très-large ;

5° On se servira des mêmes brassières, mais on ajoutera un jupon de laine prenant à la taille et tombant jusqu'aux pieds ;

6° Enfin, par-dessus tout, une robe longue à corps et à manches larges.

On ne devra jamais se servir d'épingles ordinaires ; les épingles anglaises exposent moins à piquer l'enfant, mais elles doivent être remplacées autant que possible par des lacets et des boutons.

Un peu plus tard, pour laisser plus de liberté aux jambes de l'enfant, on lui mettra un petit corset de toile, lacé par derrière, autour duquel seront placés des boutons qui soutiendront la couche, le lange et le jupon.

Dès que l'enfant s'essaie à marcher, même à quatre

pattes, on modifiera de nouveau sa toilette. Il lui faudra un jupon moins long, une robe courte, des petits souliers ajustés. On ne devra pas oublier que, surtout durant les premiers mois, l'enfant a besoin de beaucoup de chaleur, et que cependant l'air doit se renouveler autour de son corps. Des étoffes moelleuses de laine et de coton, des vêtements larges réaliseront bien ces conditions.

L'habillement ainsi composé est d'une application facile ; la mère devra changer les différentes parties toutes les fois qu'elles se trouveront humides ou souillées. A tout âge la propreté est une des conditions nécessaires de la santé, mais elle est indispensable chez le nourrisson. Les langes et autres vêtements devront être parfaitement lavés avant de servir de nouveau.

Soins corporels.

Le corps tout entier de l'enfant sera lavé au moins une fois par jour. Ce lavage se fera devant le feu à l'aide d'une éponge et avec de l'eau tiède ; il aura lieu surtout sur les organes génitaux. Il sera fait rapidement, l'enfant sera ensuite soigneusement séché et poudré avec de l'amidon ou mieux avec de la poudre de lycopode.

Il convient également de faire prendre à l'enfant, deux fois par semaine, un bain complet de quatre à cinq minutes, l'eau ne sera pas chauffée à une température supérieure à 32 degrés centigrades ; les bains, en débarrassant la peau de ses produits de sécrétion, rendent les fonctions plus actives. Ils assouplissent les membres, facilitent les évacuations, calment l'excitation nerveuse, procurent le repos et le sommeil. Ils peuvent être pris à toute heure du jour, mais il est préférable de les donner le matin.

La tête de l'enfant doit être l'objet de soins particuliers, et nous devons d'abord nous élever contre le préjugé trop répandu qu'il ne faut pas nettoyer la tête d'un enfant. Dans l'état de santé, la tête est le siége d'une sécrétion noirâtre, crasse brune qui ne tarde pas, si on la respecte, à prendre une certaine épaisseur. Il faut l'enlever chaque jour avec une brosse et de l'eau tiède.

Le cuir chevelu est souvent le siége d'éruptions diverses, plus ou moins persistantes, qui ont reçu le nom de croûtes laiteuses, toque, toque rousse. Ce sont autant de maladies, et ce serait une erreur profonde de croire qu'elles doivent être respectées. Les poux ne tardent pas à s'y développer, et les croûtes cachent quelquefois de petites ulcérations ou de petits abcès qui peuvent déterminer des accidents graves. Loin de croire que les croûtes, les poux, etc., puissent être de quelque utilité pour la santé de l'enfant, on devra, dès leur apparition, les soigner et les faire disparaître.

Il en sera de même des écoulements qui se produisent parfois dans les oreilles. Combien de cas de surdi-mutité n'ont pas d'autres causes, et combien de fois ces écoulements n'ont-ils pas occasionné des méningites et la mort!

Il faut encore protester contre la coutume de certains pays, où l'on cherche à donner à la tête de l'enfant une forme particulière en la comprimant, soit avec la main, soit avec une bande. Ce sont là des pratiques qui heureusement tendent à disparaître, mais qui ne peuvent avoir que de très-fâcheux effets sur le développement du cerveau et sur l'intelligence.

LE COUCHAGE.

Pendant les premiers mois de la vie, l'enfant tette et dort, on ne saurait donc apporter trop de soins aux bonnes conditions de son sommeil.

Le berceau peut avoir des formes diverses, mais une condition indispensable est d'être à jour. Les berceaux d'osier, ceux à tringles en bois ou en fer à filets sont ceux auxquels on donnera la préférence. Il ne faudra jamais se servir de berceaux pleins, véritables caisses qui ne tardent pas à s'imprégner de mauvaises odeurs, qui sont envahis par les insectes, et qu'il est difficile de nettoyer.

La literie doit se composer d'une ou deux paillasses et d'un oreiller, faits avec de la balle d'avoine, du varech, des feuilles de fougère, de la bruyère fine, qui seront renouvelés souvent. Point de laine, point de plume ou de coton qui conservent l'humidité et l'odeur de l'urine. Par-dessus un drap de toile ou de coton et des couvertures de laine légères mais chaudes.

On ne devra jamais placer sur la paillasse une toile imperméable dans le but de la préserver, ce serait conserver autour de l'enfant une humidité toujours nuisible.

Le berceau doit être abrité par des rideaux, en mousseline ou en étoffes légères, qui pourront facilement être relevés.

La mère ne doit jamais couvrir le berceau avec les rideaux de son propre lit, pour que l'enfant ne respire pas un air déjà vicié. Elle ne doit jamais conserver son enfant dans son lit après lui avoir donné le sein, de peur de s'endormir et de l'étouffer. Le berceau ne sera jamais placé à terre, il doit être suffisamment éloigné du sol pour que l'enfant ne sente pas l'humidité.

L'enfant sera couché, légèrement penché sur le côté droit, et de telle façon que la lumière qu'il cherchera des yeux ne le fasse pas loucher.

Il devra s'endormir sans être bercé, le berçage est une mauvaise méthode pour calmer ses cris ; il trouble la digestion, étourdit l'enfant et lui donne une mauvaise habitude dont plus tard on sera esclave.

Comme tous les besoins de la vie, le sommeil obéit aux lois de l'habitude, il faut donc lui donner de bonne heure une bonne réglementation.

L'enfant s'habituera à s'endormir dans son berceau et non sur les genoux de sa mère, au milieu du bruit modéré de la maison, et à la lumière. A mesure qu'il grandira on diminuera la durée du sommeil du jour, mais on n'abrégera jamais celui de la nuit.

CHAPITRE VII.

Habitation.

L'enfant est né..., il respire. La première de toutes les fonctions, la plus indispensable à son existence, celle qui ne s'éteindra qu'au dernier moment de sa vie, c'est la respiration, c'est-à-dire le passage continuel d'air nouveau dans ses poumons. Aussi de quelle importance est pour le nouveau-né la pureté de l'air qu'il respire. L'air est-il pur? toutes les autres conditions déjà signalées étant d'ailleurs ponctuellement remplies, l'enfant croîtra à souhait, il sera rose, vermeil. L'air est-il mauvais, insuffisant, vicié par des émanations délétères, il sera, au contraire, pâle, étiolé, mal portant.

Il s'en faut de beaucoup que dans les grandes villes, les enfants jouissent, à côté de la famille, de la part suffisante de cet air qui est la moitié de leur nourriture, la moitié de leur vie.

Dans les faubourgs, à la campagne, au contraire, l'air ne pêche plus par la quantité, mais bien quelquefois par la qualité.

Enfin, dans l'un et l'autre cas, l'habitation peut avoir une exposition mauvaise, être froide ou ne jamais recevoir de rayons solaires. Que l'on sache bien que c'est aux mauvaises conditions hygiéniques du logement qu'on doit attribuer en grande partie les nombreuses maladies qui étiolent l'enfant dès le berceau.

On évitera d'installer le nourrisson dans une chambre ombragée par des arbres ou de hautes maisons qui, non-seulement interceptent la lumière vivifiante du soleil, mais s'opposent au libre cours de l'air.

La santé de l'enfant exige un soin tout particulier, il faut donc choisir à son intention la chambre la plus grande, celle qui a le plus d'ouvertures, et où pénètre le soleil; savonner tout ce qui est en bois, crépir les murs à la chaux si on ne peut ni les peindre, ni les tapisser; faire disparaître les vieilleries encombrantes ; on aura toujours assez de meubles, jamais assez d'air, pour celui que l'on attend.

L'on se gardera bien de boucher les cheminées, en été ; ce sont de véritables ventilateurs dont le rôle et l'utilité sont incontestables.

On choisira enfin dans cette pièce bien propre, bien aérée, où le soleil pénétrera aisément, l'endroit le plus convenable pour le berceau.

A lui la place d'honneur, car il sera désormais le centre des joies, des espérances ou des regrets de la famille.

Enfin, si on peut en faire la dépense, on ajoutera à ce berceau *le filet parachute* qui préservera le bébé de bien des accidents.

L'AIR.

On ouvrira quotidiennement les fenêtres de la chambre à coucher de l'enfant, afin de renouveler cet air qu'il a déjà respiré.

Que l'on ne craigne pas de trop aérer. L'air sagement renouvelé n'est pas nuisible ; ce sont les courants d'air qu'il faut redouter. Or, quelque soit le logement qu'on habite, quelque dimension qu'il ait, on pourra toujours placer le berceau de telle sorte qu'il soit à l'abri des courants d'air.

Toutefois, sous prétexte de donner de l'air, qu'on ne dépasse pas les limites que la raison indique. Ainsi les jours de pluie, de neige ou de grand vent, la chambre restera fermée, à moins que l'enfant puisse être transporté dans une autre pièce pendant toute la durée de l'aération, qui ne sera jamais moindre d'une heure.

Il est également imprudent d'ouvrir les fenêtres le matin *trop tôt* ou le soir *trop tard*.

La chambre, surtout si elle est petite, recèle toujours

des miasmes qu'il importe d'expulser. Bien aérer n'est donc pas tout, il faut encore que les linges qui sont mouillés et souillés par les matières de l'enfant, ne séjournent pas dans cette pièce ; par le même motif on tiendra toujours propres les vases servant aux évacuations.

Point de fleurs, ni de parfums, pas de poêle, pas de fourneaux portatifs de cuisine dans cette chambre. La nuit on évitera autant que possible les lampes à pétrole ou à schiste, qui vicient l'atmosphère en y répandant les émanations les plus méphitiques, et absorbent au préjudice de l'enfant la plus grande partie de son air.

Une toute petite lampe à huile ordinaire bien émêchée, et mieux encore la veilleuse, suffiront parfaitement.

LA LUMIÈRE.

La belle clarté du soleil doré est indispensable au nouveau-né. Dans une chambre obscure ou à l'ombre l'enfant languit et s'étiole.

Voyez ces pauvres petits êtres à figure blême et ridée, qui sont toujours plongés dans une atmosphère noire et épaisse ! Quel contraste avec ces babys frais et roses qui s'épanouissent en plein air, en pleine lumière ! Il ne faut cependant pas tomber dans l'excès contraire, et les yeux d'un jeune enfant sont aussi des organes délicats dont il convient de ménager la susceptibilité. Une trop vive lumière venant subitement le frapper peut produire des accidents cérébraux, des troubles *visuels* plus ou moins graves.

Il faudra donc lui éviter l'impression dangereuse d'un rayon solaire qui frappe une glace ou un meuble verni, le jour qui pénètre à travers les lames des persiennes ou le trou des volets.

Non-seulement cela l'invite à loucher, mais sa vue peut en être affectée pour l'avenir.

LA TEMPÉRATURE.

Le nouveau-né a besoin d'une température plutôt chaude que froide, surtout dans le premier mois de son existence.

Un thermomètre sera placé dans sa chambre. C'est un instrument peu coûteux qui donne des indications précises, et qui fera avantageusement partie du mobilier de la famille.

Il indique exactement à la mère ou à la nourrice, si l'air de la chambre est assez chaud, il la tient en garde contre l'excès de chauffage.

Le thermomètre ne devra pas descendre au-dessous de 12 degrés ni monter au-dessus de 18 degrés. Une bonne moyenne est donc 15 à 16 degrés en hiver.

En été l'aération sera là pour suppléer aux inconvénients d'une température trop élevée..

Sous prétexte que l'enfant peut avoir froid, on entasse parfois sur son lit des tapis ou des couvertures ; si on le sort, c'est bien autre chose ! les vêtements, les manteaux, les fourrures, les capuchons sont superposés avec une profusion dangereuse. Il ne faut pas sans doute que le cher petit ait froid, mais il ne faut pas non plus qu'il étouffe.

Qu'il soit donc couvert avec modération ; l'air extérieur frappera la peau de son petit visage *voilé*, et il conservera sa vigueur et sa bonne santé.

LE SON.

L'oreille d'un nourrisson réclame certaines précautions. Cet organe se trouve en relation directe avec le cerveau qui exige le plus grand calme. Une mère ou une nourrice intelligente, sauront toujours trouver le moyen de préserver l'oreille de l'enfant des bruits intenses et répétés, comme des sons aigus et pénétrants. Nous n'avons pas besoin d'insister sur ce point ; tous ces détails malgré leur futilité apparente ont leur importance.

CHAPITRE VIII.

Sorties. Exercice. Promenades.

Maintenir les enfants dans des pièces bien propres, bien aérées, c'est beaucoup, mais ce n'est pas assez. Il faut encore qu'ils prennent de l'exercice et qu'ils sortent toutes les fois que le temps le permet.

Tout l'exercice d'un nourrisson consiste dans les mouvements qu'il peut exécuter avec les bras et les jambes. Il sera donc bon de le laisser, au moment où on lui fait sa grande toilette, quelques instants tout nu devant le foyer, sur les genoux de la nourrice ; il s'étire et agite ses membres laissés en pleine liberté.

En hiver, on attendra que l'enfant ait quinze jours au moins, avant de lui faire faire sa première sortie au grand air, le visage recouvert d'un voile ; en été, on pourra le sortir à huit jours. Préalablement, on l'aura graduellement préparé au contact de la lumière et de l'air extérieur, en le tenant devant une fenêtre ouverte.

Une fois la première sortie effectuée, l'enfant passera deux à trois heures dehors tous les jours, suivant le temps et la saison. La nourrice le portera sur les bras, horizontalement couché ou mieux sur un petit oreiller. Dès qu'il aura pris de la force, c'est-à-dire à un mois ou six semaines, on abandonnera l'oreiller pour le porter sur le bras, *tantôt d'un côté, tantôt de l'autre.*

L'oubli de cette règle importante est cause qu'un grand nombre d'enfants ont une jambe ou une cuisse, quelquefois même la colonne vertébrale, de travers.

Quant aux petites voitures, leur emploi se justifie par

certaines nécessités sur lesquelles nous n'avons point à nous arrêter. Elles ne présentent aucun inconvénient en été, mais en hiver nous recommandons qu'elles servent uniquement à faire le trajet, de la maison au lieu où séjourne habituellement la nourrice. Arrivée à destination, celle-ci prendra son nourrisson sur les bras, et ne lui fera passer, sous aucun prétexte, les quelques heures d'absence de la maison dans ce véhicule, où les rhumes, bronchites, fluxions de poitrine, etc., seraient la conséquence presque fatale de son immobilité, en dépit même des vêtements les plus chauds et d'une boule d'eau chaude mise à ses pieds.

Aussitôt que l'enfant peut se mettre sur son séant, vers sept à huit mois, on le pose à terre sur un tapis ou sur un paillasson, entouré d'oreillers, puis on lui donne de petits jouets non colorés. Il se traîne d'un jouet à l'autre, arrive progressivement à se lever et à marcher ; mais ne le faites pas marcher trop tôt ; un enfant qui marche seul à huit ou neuf mois, est exposé à des déformations multiples. A partir du moment où il cherche à se diriger seul, il faut mettre aux poêles, aux cheminées, aux fenêtres, aux escaliers, des gardes-feu, des barrières pour le préserver de son inexpérience. Pour le protéger contre les chûtes, on le coiffera d'un bourrelet.

Les paniers, les chariots roulants qui soutiennent les enfants sous les aisselles, et qui leur permettent de s'appuyer sur leurs jambes avant qu'elles soient assez fortes poür les porter, ne doivent jamais être employés ; mieux vaut simplement les soutenir, en tenant les deux bras à pleine main près de chaque aisselle, ou par la robe.

Mais surtout que l'on se garde bien de les soulever par un seul bras pour leur faire sauter un ruisseau, monter un escalier ou sur un trottoir, on risque ainsi de leur démettre l'épaule ou le poignet.

Ajoutons en dernier lieu, que les sorties du soir ou par un trop mauvais temps, les longs voyages en voiture ou en chemin de fer, sont d'autant plus dangereux pour les enfants, qu'ils sont plus jeunes. Le froid excessif, le vent, la poussière, les cahots, sont autant de causes de nombreux accidents.

CHAPITRE IX.

De la Vaccine.

Le seul préservatif connu contre la terrible maladie nommée variole ou petite vérole, est la *vaccination*, dont l'origine est une petite maladie éruptive des vaches, caractérisée par des pustules contenant le virus vaccin (cow-pox), que l'on peut transmettre ou inoculer à l'homme au moyen d'une piqûre.

Ce virus vaccinal de la vache ainsi transmis à l'homme, constitue le vaccin humain : c'est celui que l'on emploie le plus souvent.

Les bienfaits de la vaccine sont si bien prouvés, que dans plusieurs pays, l'Angleterre, l'Autriche, la Suède, la vaccination des enfants est obligatoire. Jusqu'à présent on s'est contenté en France d'établir des services gratuits de vaccination.

L'opération est si bénigne qu'elle peut s'accomplir parfois sans même réveiller un enfant endormi. Elle consiste à introduire sous l'épiderme un peu du liquide contenu dans des pustules vaccinales. Mais comme il importe que la pustule soit bien choisie, il faut laisser ce soin aux médecins, qui sont seuls compétents. Le cinquième jour après les piqûres, apparaît un bouton qui acquiert son maximum d'activité, du septième au huitième jour, et commence à se dessécher vers le douzième jour, en formant une croûte qui tombe dans le cours de la troisième ou quatrième semaine, laissant à sa place une cicatrice gaufrée indélébile et caractéristique. Avec le développement du bouton, se déclare une fièvre légère qui augmente jusqu'au dixième jour.

Dans les cas ordinaires, il n'y a pas de traitement à suivre : il suffit de garantir les piqûres contre les frottements qui pourraient les enflammer. Vers le neuvième jour, si la douleur et la rougeur font craindre une inflammation trop vive du bras, on applique un cataplasme de fécule ou de farine de riz. Il ne faut d'ailleurs pas s'inquiéter, si les glandes de l'aisselle s'engorgent et si les mouvements du bras deviennent un peu douloureux.

S'il y avait quelque chose à faire pour pallier ces petits accidents, le médecin le déciderait en examinant les boutons vers le huitième jour, pour s'assurer qu'ils sont de bonne nature et non de fausse vaccine. On ne doit rien changer d'ailleurs aux habitudes et au régime de l'enfant vacciné jusqu'au septième jour ; alors seulement, on évitera les promenades à l'air froid pendant cette période de fièvre d'ailleurs fort courte.

L'époque la plus favorable pour vacciner un enfant est du troisième au quatrième mois, c'est-à-dire quand il est déjà un peu fort et avant les troubles de la dentition. Cependant, on peut avancer ou retarder d'un mois l'époque que nous désignons, pour éviter les températures extrêmes de l'hiver et de l'été, mais on doit être bien persuadé que la vaccination peut avoir lieu en toute saison.

Toutefois lorsqu'une épidémie de variole plus ou moins intense sévit dans un endroit, il faut se hâter de faire vacciner l'enfant dans les huit jours qui suivent sa naissance.

Comme il est parfois difficile de se procurer du vaccin de vache, on emploie avec certains avantages celui que l'on recueille sur le bras d'un enfant bien portant, car en vidant ainsi ses boutons, on diminue l'inflammation des bras et on n'atténue en rien l'efficacité de sa vaccination.

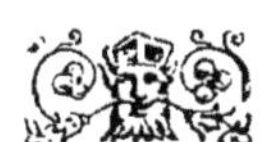

CHAPITRE X.

Conclusion.

Notre mission est remplie, celle des mères commence.

Nous leur avons dit tout ce qu'elles devront faire pour élever convenablement leur enfant. A elles de comprendre et d'observer les règles que nous avons tracées.

Une bien douce récompense de leurs peines et de leurs fatigues les attend. Leur enfant croîtra fort et vigoureux. Dans une vingtaine d'années, elles s'appuieront avec confiance et orgueil sur le bras solide de leur fils, dont elles auront fait un homme.

Elles auront développé les heureuses facultés de leur fille devenue une belle jeune femme.

Elles se seront montrées dignes de la mission sacrée que Dieu leur a confiée, en les faisant participer activement aux jouissances et aux douleurs de la maternité.

La Société aura pour elles l'estime et le respect qu'impose le devoir accompli.

L'humanité reconnaissante les bénira.

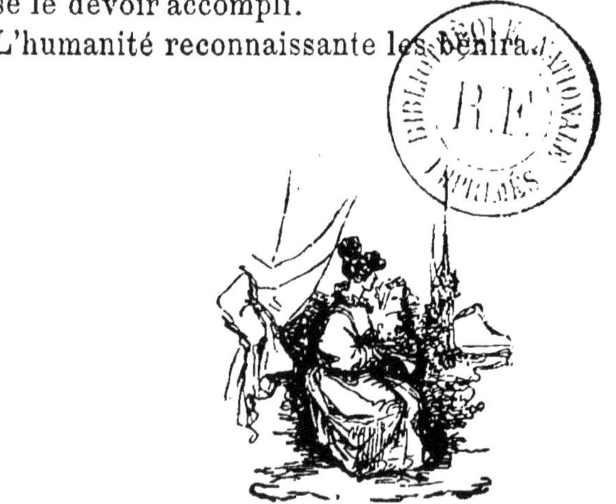

Paris. — Typ. A. PARENT, rue Monsieur-le-Prince, 29-31.

LABORATOIRE D'ESSAIS ET D'ANALYSES

117, RUE VIEILLE-DU-TEMPLE

M. E. LEBAIGUE, chef des Laboratoires.

Ce laboratoire est destiné à exécuter toutes les recherches intéressant l'hygiène proprement dite, telles que l'essai des boissons, des aliments, des condiments, des cosmétiques, etc.

Il est aussi appelé à rendre des services à ceux de nos confrères médecins qui veulent être renseignés sur la qualité du lait d'une nourrice, sur la nature pathologique d'une urine, sur la composition d'un calcul, etc.

Il sera de même consulté utilement par les industriels et les commerçants, en les édifiant sur la valeur, au point de vue de l'hygiène, des matières premières employées, et sur les fraudes auxquelles celles-ci sont trop souvent sujettes.

AVIS ESSENTIEL

Cette brochure est délivrée gratuitement à toutes les mères de famille, ouvrières, garde-malades, personnes s'intéressant à un degré quelconque à l'hygiène de l'enfance.

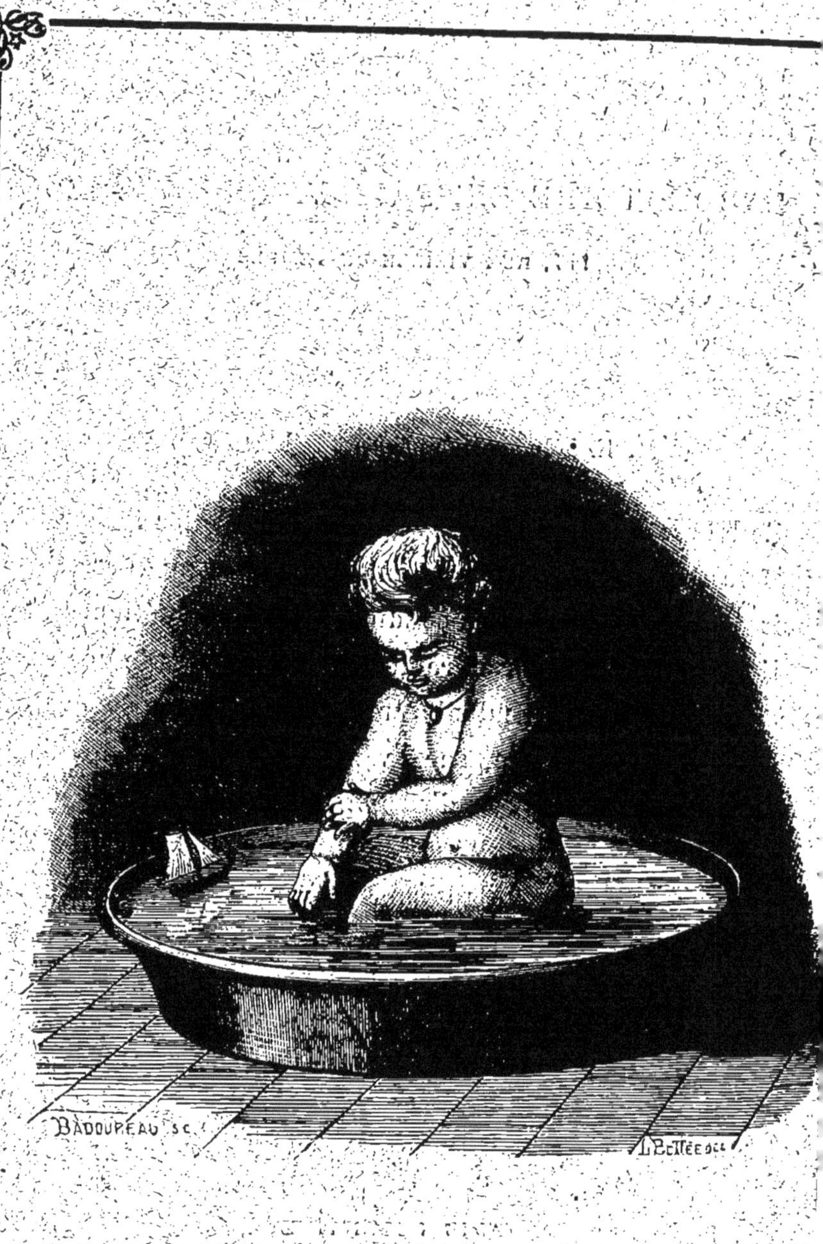

Paris. — Typ. A. PARENT, rue M.-le-Prince, 29-31.

www.ingramcontent.com/pod-product-compliance
Ingram Content Group UK Ltd.
Pitfield, Milton Keynes, MK11 3LW, UK
UKHW021122230726
13926UKWH00002B/610

9 782014 098327